ESSAI

SUR

LES EAUX MINÉRALES

DE GAUX,

PAR

Le Docteur FOCRAS DE LANEUVILLE,

EX-CHIRURGIEN MILITAIRE.

MONTPELLIER

CHEZ J. MARTEL AÎNÉ, IMPRIMEUR DE LA FACULTÉ DE MÉDECINE,
rue Canabasserie 2, près la Préfecture.

1853

ESSAI

LES EAUX MINÉRALES DE CAUX.

Un philosophe des plus éminents a dit que les vérités qu'un homme découvre ne lui appartiennent point à lui seul, mais qu'elles appartiennent à l'humanité tout entière. Un médecin qui ne confierait pas à ses malades, à ses confrères et au public celles que son expérience lui a fait découvrir et qu'il suppose pouvoir être utiles, serait donc grandement coupable.

Ces réflexions m'ont suggéré l'idée de ce petit travail : s'il est de quelque utilité, je me croirai suffisamment récompensé de ma peine.

Je ne décrirai pas en géographe la position de la fontaine de Sainte-Anne, située dans un vallon, à quelques pas de la commune de Caux. Médecin, je ne parlerai que de ce qui peut le plus intéresser les malades et les hommes de l'art.

Depuis long-temps déjà les habitants de Caux font usage des eaux de la fontaine de Sainte-Anne : ils leur trouvent une propriété laxative ; mais s'ils ne leur ont pas reconnu d'autres propriétés , c'est qu'aucun médecin ne s'est encore occupé avec soin de cette question. Si donc nos eaux minérales jouissent d'une certaine petite réputation, elles la doivent à leur propre mérite.

Je vais tâcher de remplir cette petite lacune, persuadé d'avance que l'indépendance de mon caractère sera un sûr garant pour tous que je ne le fais dans aucun but de spéculation, mais bien entraîné par un sentiment d'humanité.

Les eaux minérales sont des remèdes naturels que la Providence a destinés au soulagement de quelques-uns des maux qui atteignent l'humanité ; et ce qui prouve la réalité de cette destination , c'est moins l'impossibilité où l'on est de leur en découvrir une autre, que le nombre considérable de guérisons qui viennent tous les ans témoigner de leur efficacité médicinale.

Mais il en est des eaux minérales comme de tous les agents de la matière médicale : pour en obtenir tout le bien qu'elles sont susceptibles de procurer, il faut connaître d'une manière approfondie et leur nature et leurs effets. La notion de leurs propriétés thérapeutiques résulte surtout de l'expérience. C'est elle qui a d'abord servi de guide au médecin ; la chimie n'est venue que bien longtemps après elle, et n'a fait que contrôler les données fournies par une pratique qui remonte à la plus haute antiquité. Il faut en convenir, la chimie est appelée à éclairer l'étude des eaux minérales ; mais il ne faudrait pas s'exagérer les services qu'elle peut rendre. En nous faisant connaître la nature des substances qui les composent, elle peut bien nous donner l'explication de quelques – uns des effets observés, elle peut bien nous dicter quelques indications ; mais elle ne saurait dire le dernier mot sur leurs vertus médicinales : elle isole beaucoup trop chacun des éléments minéralisateurs, et ne tient pas assez de compte de leur ensemble. « Une eau minérale, dit le docteur Andrieu, est un tout indivis ; l'effet définitif qu'elle produit est sans doute la résultante d'actions multiples aboutissant à une commune fin, ou, pour mieux dire, une eau minérale, renfermant un certain nombre d'ingrédients chimiques, est un médicament complexe qui agit comme une unité [1]. »

Les propriétés de ce tout ne peuvent nous être fournies que par la clinique ; aussi est-ce surtout

[1] Essai sur les Eaux-Bonnes, p. 6.

celle-ci que doit interroger le médecin. Toutefois,
gardons-nous de négliger les données de la phy-
sique et de la chimie.

Tels sont les principes qui vont nous diriger
dans cette étude que nous entreprenons sur l'eau
minérale de la fontaine de Sainte-Anne.

Propriétés physiques. — L'eau de la fontaine de
Sainte-Anne est incolore, limpide, inodore ; elle
a une saveur peu différente de celle de l'eau ordinaire, particulièrement quand elle est refroidie.

Propriétés chimiques. — L'analyse chimique a
démontré la plus grande analogie entre cette eau
et celle de Roujan. L'une et l'autre renferment les
mêmes principes minéralisateurs ; seulement ceux
qui entrent dans la composition de l'eau de Caux
y paraissent être en plus forte proportion. On y
remarque surtout du sulfate de magnésie, du carbonate de chaux, du chlorhydrate et du carbonate
de soude ; il y a également de la soude libre, ce
qui lui donne une réaction alcaline. On y a aussi
signalé, mais en quantité très-minime, la présence de la silice et du carbonate de fer. On aper-
çoit un dépôt rougeâtre adhérent aux parois du
réservoir de la source, et qui n'est autre chose que
de l'oxyde de fer. Il est certain que c'est une
portion de l'oxyde du carbonate de fer contenu
dans les eaux, qui, passant par le contact de l'air

à un degré supérieur d'oxydation, se sépare de son acide et se précipite : l'acide carbonique, alors devenu libre, s'échappe sous forme de bulles et vient bouillonner à la surface du liquide.

Nous ne voudrions pas classer cette eau parmi les minérales alcalines. Le nombre et la quantité de ses éléments minéralisateurs, et les effets physiologiques qui prédominent quand on en fait usage, nous autorisent à la ranger dans la classe des salines. Toutefois, en tenant compte des principes alcalins qu'elle renferme, on pourrait l'appeler eau thermale saline et alcaline.

Action physiologique. — L'eau de la fontaine de Sainte-Anne active les sécrétions rénale et cutanée, elle accélère aussi la circulation et élève un peu la température du corps; mais ces effets dépendent de sa température, ils sont d'ailleurs très-fugaces. Un effet plus remarquable et que l'on obtient plus constamment, c'est l'effet laxatif. Les garde-robes deviennent plus faciles, peu consistantes; elles sont rarement diarrhéiques et ne s'accompagnent jamais de coliques. Cependant on observe parfois une véritable purgation, produite par une sorte d'indigestion du liquide ingéré : c'est ce qui arrive à ceux qui en font un usage immodéré. Il n'est pas rare, en effet, de voir des personnes qui boivent jusqu'à vingt, trente, quarante verrées et même davantage dans la matinée.

Nous avons déjà dit que les habitants de Caux avaient depuis long-temps reconnu cette propriété laxative. Comme plusieurs personnes ajoutent à ces eaux une certaine quantité de sulfate de soude ou de sulfate de magnésie pour les rendre plus actives, des observateurs superficiels sont partis de là pour leur refuser l'effet physiologique dont nous parlons, et pour l'attribuer à l'un ou à l'autre de ces deux sels. Mes propres observations ne me permettent plus aujourd'hui de mettre en doute la réalité de cet effet, qui est probablement le résultat d'une excitation des follicules intestinaux.

Enfin, ces eaux augmentent l'appétit et mettent l'estomac dans les meilleures dispositions pour effectuer une bonne digestion : elles sont apéritives, comme on disait autrefois.

Tous ces effets dépendent bien évidemment de l'ensemble des éléments minéralisateurs, ainsi que nous le disions tout-à-l'heure. Que l'on isole chacun de ces principes, ils ne produisent rien ou presque rien sur l'organisme. Comment pourrait-on, par exemple, sans recourir à la synergie de toutes ces substances, s'expliquer la purgation que nous avons signalée ? Il est évident que le sulfate de magnésie, considéré à l'état d'isolement, resterait inerte : la dose en est trop faible. Il y a, d'ailleurs, dans toutes les eaux des principes dont on ne tient aucun compte, et qui nous rendent peut-être des services à notre insu : tels sont la silice et le carbonate de chaux. S'il faut en croire les disciples de Hanhemann, le carbonate de chaux et la silice seraient des agents précieux dans le traitement des maladies scrofuleuses, et il faut convenir qu'ils sont dans les eaux minérales sous un état très-propre à favoriser leur action, s'ils en ont une, puisqu'ils sont parfaitement dissous.

Que dirons-nous du fer que l'analyse a aussi montré dans nos eaux? Faut-il croire qu'il y est en trop faible proportion pour exercer une influence thérapeutique quelconque? Il serait peut-être possible de prouver le contraire; mais nous ne voulons pas entrer dans cette discussion. Pour nous, nous pensons que le fer joue son rôle dans l'association dont il est un des membres : il n'est sans doute pas étranger à cette action excitante et même tonique qui est le caractère le plus général de nos eaux.

ACTION THÉRAPEUTIQUE.—Occupons-nous d'abord de l'une de ses applications thérapeutiques les plus importantes : je veux parler de son action sur les maladies de l'été.

Les saisons exercent sur la santé une influence puissante, ainsi que l'ont remarqué, depuis Hippocrate, les médecins les plus distingués. Mais cette influence, on le conçoit aisément, est différente pour chacune d'elles. Nous ne voulons nous occuper ici que de l'été et des modifications qu'il apporte dans l'exercice des fonctions. En d'autres termes, nous voulons signaler les effets de la constitution médicale bilieuse.

Les chaleurs excessives qui règnent depuis le mois de juin jusqu'au mois de septembre impriment à tout l'organisme une affection commune, variable, il est vrai, dans ses degrés et dans ses formes, mais qui se fait plus ou moins ressentir chez tous les individus. Qui est-ce qui n'a pas éprouvé pendant l'été un peu de langueur dans ses fonctions digestives? C'est d'abord un peu d'indifférence pour les aliments, ou du moins pour quelques-uns que l'on appétait auparavant : l'on ne recherche que ceux qui ont la réputation de stimuler l'appétit ; on laisse volontiers passer les heures des repas ; les digestions se font plus lentement qu'à l'ordinaire ; il y a souvent de la constipation, ou, par intervalles, un peu de diarrhée. Mais tous ces symptômes passent presque inaperçus, et l'on ne consentirait pas à se dire malade pour si peu. C'est là le degré le plus faible de l'état bilieux ; mais c'est aussi le plus répandu, et il est peu de personnes qui en soient à l'abri.

Ces malaises peuvent persister long-temps sans aggravation aucune ; mais souvent on les voit suivre une marche ascendante. L'appétit diminue de plus en plus et finit par se perdre entièrement ; on n'est tenté par aucun mets, on mange sans plaisir et, pour ainsi dire, par force ; aussi digèret-on avec difficulté. La bouche est alors fade ou amère ; la langue se recouvre d'un enduit jaunâtre ou blanchâtre ; des nausées et même des vomissements, de la constipation ou de la diarrhée, viennent se joindre à ce cortége de phénomènes morbides. Les sujets sont affaissés : ils se sentent fatigués et sans vigueur ; ils ont du malaise, de la céphalalgie, de l'inaptitude au travail ; leur intelligence devient paresseuse ; leur peau se recouvre d'une teinte jaunâtre plus ou moins prononcée et pouvant aller jusqu'à l'ictère : cette teinte est surtout marquée aux sclérotiques et dans le sillon labio-nasal.

A ce degré, les manifestations de l'état bilieux sont assez pénibles pour que ceux qui les présentent viennent réclamer les secours de l'homme de l'art.

Il est quelques maladies qui se rattachent plus particulièrement à l'existence de la constitution médicale bilieuse : telles sont l'embarras gastrique, la fièvre bilieuse, la dysenterie, la diarrhée, la dyspepsie, et en général toutes celles qui dépendent d'un trouble dans les fonctions digestives. Mais, il faut qu'on le sache bien, il n'est presque pas de maladies qui ne puissent se déclarer dans les mêmes conditions étiologiques ; et cela tient aux aptitudes différentes, aux prédispositions particulières de chaque sujet. Il y a, chez la plupart des individus, une partie faible, un organe ou un appareil disposé à recevoir l'impression de toutes les causes morbifiques. C'est cette différence dans les prédispositions qui détermine cette variété que l'on remarque dans les manifestations d'une cousitution médicale, et particulièrement de celle dont nous parlons; de sorte que l'on pourrait dire avec raison que presque toutes les maladies qui apparaissent vers la fin de l'été tiennent, d'une manière plus ou moins prochaine, à l'affection bilieuse.

Ces états morbides peuvent acquérir une gravité inquiétante, soit par eux-mêmes, soit par les symptômes typhoïdes qui viennent si souvent se joindre à eux.

Nous tenions à faire voir la parenté qui unit toutes ces manifestations pathologiques, afin de faire ressortir l'identité de la médicamentation qu'elles réclament, particulièrement à leur début.

L'expérience, ce grand maître en toutes choses, mais particulièrement en médecine, l'expérience, disons-nous, a montré ce que peut l'eau de la fontaine de Sainte-Anne contre les effets divers de la constitution médicale bilieuse ; et je n'invoque pas seulement ici l'expérience des praticiens, j'atteste également l'expérience vulgaire, dont on tient toujours trop peu de compte. Qui est-ce qui a enseigné à nos paysans à chercher dans cette fontaine l'amélioration de leur santé chancelante? M. Boyer (de Roujan) se demande si c'est l'instinct ou bien l'habitude. Nous répondons, nous: c'est l'instinct d'abord, l'habitude ensuite.

N'est-ce pas l'instinct qui, dès l'origine du monde, a poussé les hommes à chercher autour d'eux les remèdes à leurs maux? Ou, si l'on aime mieux quelque chose de plus noble que l'instinct, n'est-ce pas l'intelligence, n'est-ce pas une sorte d'intuition née de leur confiance en la bonté du Créateur, qui les a portés à penser que la Providence, en permettant les maladies, avait dù placer sous leur main les moyens de les guérir? Tel est sans doute le mobile qui a primitivement engagé les habitants de Caux et de Roujan à essayer l'usage de leurs eaux minérales. L'expérience des bons effets qu'elles produisent et le bon sens qui caractérise les gens de nos campagnes, ont fait ensuite naître l'habitude de se servir de cet heureux moyen.

Quoi qu'il en soit, il reste avéré que, depuis long-temps déjà, ces eaux ont dans les environs la réputation de s'accommoder parfaitement aux souffrances ou simplement aux malaises qui résultent des chaleurs de l'été.

Maintenant à ceux qui ne seraient pas satisfaits de ce témoignage et le trouveraient peu probant, nous citerions l'opinion des médecins qui exercent autour de Caux et de Roujan; car voici comment s'exprime M. Boyer, qui, dans son *Essai sur l'eau de Roujan*, a parfaitement indiqué l'importance du rôle qu'elle joue dans le traitement des maladies de l'été : « J'ai vu, dit-il, que ces eaux minérales, par leur qualité acidule, enrayaient avec

efficacité et promptitude les dispositions aux affections bilieuses, et les guérissaient aussi prompte-
ment lorsqu'elles étaient déclarées. »

Maintenant, pour corroborer toutes ces opinions,
nous n'avons qu'à rappeler la composition chimique de ces eaux et les effets physiologiques
qu'elles déterminent, et l'on verra qu'il est facile,
en partant de là, d'arriver à l'intelligence de leurs
vertus thérapeutiques. Les eaux de la fontaine de
Sainte-Anne renferment, avons-nous dit, plusieurs
substances salines qui leur communiquent une
propriété légèrement laxative; elles sont en même
temps apéritives, et stimulent d'une manière très-
avantageuse les voies digestives. Elles sont donc
essentiellement propres à soutenir, à réveiller les
forces gastriques au moment où elles deviennent
languissantes et sont prêtes à défaillir. Nous appe-
lons sur ce point l'attention des praticiens et des
malades, et nous allons montrer les conséquences
précieuses qui en découlent.

Principiis obsta, précepte profond et d'une importance majeure en médecine! Oui, il faut prendre
le mal à sa source, l'attaquer dans sa cause même,
avant que cette cause ait eu le temps de développer
ses pernicieux effets. Le médecin n'est pas seulement appelé à guérir les maladies; il a un but plus
noble encore, si c'est possible, et qui consiste à les
prévenir, à les empêcher d'éclater. C'est donc vers
ce but que le médecin philanthrope doit diriger

ses efforts, et s'il ne lui est pas donné de l'atteindre toujours, qu'il est du moins le mérite de l'avoir tenté. Malheureusement, il ne dépend pas toujours de lui qu'on ne fasse un traitement préventif ; il a besoin d'être secondé par le bon vouloir du malade. C'est bien à lui de faire des prescriptions, mais c'est au malade de les suivre. D'ailleurs, arrive-t-il souvent que l'on réclame ses conseils dès l'invasion des premiers malaises ? Combien d'accidents funestes, combien de terminaisons fatales n'éviterait-on pas sans cette malheureuse négligence, sans ce condamnable aveuglement qui porte le malade à se taire sur ses souffrances, et à ne les déclarer qu'alors qu'elles sont devenues incurables ou du moins plus difficiles à guérir !

Ce précepte trouve surtout son application dans les maladies qui dépéndent de la constitution médicale bilieuse. Nous l'avons déjà dit, ces maladies, si légères au début qu'on ne s'en défie pas, prennent parfois une tournure des plus fâcheuses, une gravité des plus effrayantes. Contentons-nous de rappeler ces dysenteries, ces diarrhées et surtout ces fièvres thyphoïdes qui entraînent si souvent les malheureux qui en sont frappés. Eh bien ! en interrogeant avec soin les antécédents de ces terribles affections, on découvre toujours qu'il a existé, bien antérieurement à leur invasion, ces symptômes légers, ces simples maladies que tant de gens ressentent durant les chaleurs de l'été et qu'ils traitent avec un dédain déplorable. Loin de nous la pensée de semer l'effroi, de répandre l'alarme. Ces embarras gastriques, ces diarrhées s'effacent souvent d'eux-mêmes, le plus souvent même, nous ne l'ignorons pas, et cela est bien heureux; mais il suffit que l'on voie la possibilité d'une transformation menaçante, il suffit que l'on sache que ce simple état bilieux peut être le premier pas qui conduit à ces maladies si redoutables, pour que l'on sente la nécessité de ne pas les négliger, de les combattre au contraire avec soin. *Principiis obsta!*

Nous ne saurions trop recommander dans ce but l'usage de l'eau de la fontaine de Sainte-Anne; et, en cela, nous ne sommes que l'écho de l'expérience. Par ses qualités stimulantes elle ranime la tonicité de l'estomac et des intestins, et leur rend une énergie momentanément affaissée; par ses qualités laxatives elle expulse les saburres, les sécrétions vicieuses de ces viscères, saburres dont la résorption est la source de toutes les affections gastriques, dont le séjour est une cause nouvelle d'embarras ou d'irritation. A ce degré que nous supposons actuellement, ces saburres ne sont pas assez abondantes, ne sont pas assez cuites, comme on le disait autrefois dans les Écoles, pour réclamer la médicamentation vomitive : elles ne demandent que des moyens capables d'en activer la digestion. Or, pour remplir cette indication, nous

ne connaissons pas d'agent plus précieux que les
eaux dont nous parlons. Sous leur influence, l'appétit renaît plus vif et plus exigeant, et la diges-
s'accélère : au bout de peu de temps, on ne se
ressent plus de ces légers malaises. Nous ne crai-
gnons pas de dire qu'en se conduisant d'après les
conseils que nous donnons, on fait un véritable
traitement préventif.

Mais arrivons à ce degré de l'état bilieux qui
constitue une maladie, et examinons les diverses
formes qu'il peut affecter. Nous ne nous arrêterons
pas à ces manifestations pathologiques qui par leur
marche rapide, par leur intensité croissante, par
leurs symptômes inquiétants, exigent des secours
prompts et énergiques : les affections bilieuses
aiguës ne s'accommoderaient pas d'un remède à
action thérapeutique lente, comme est notre eau.
Ces affections auraient pu, il est vrai, être pré-
venues par son usage ; mais, une fois déclarées,
elles ne rencontreraient en elles qu'un moyen insuf-
fisant et digne tout au plus de jouer un rôle secon-
daire. Cependant nous ne doutons pas qu'elle ne
soit susceptible de rendre des services même dans
certaines maladies aiguës. Si l'usage de l'eau de
Sedlitz a pu, entre les mains de M. de Larroque,
se montrer si avantageux contre la fièvre thyphoïde,
nous avons tout lieu de croire qu'il en serait ainsi
de l'eau de la fontaine de Sainte-Anne, qui est
aussi laxative, quoiqu'à un bien moindre degré.

On pourrait l'administrer à titre de tisane, concur-
remment avec d'autres moyens, dans la forme
bilieuse de cette fièvre grave.

Dans l'embarras gastrique confirmé, elle peut
jouer un rôle des plus importants. Ainsi, comme on
le sait, il y a un moment où la turgescence des
saburres n'est pas assez prononcée pour indiquer
leur expulsion par le haut. Les praticiens conseil-
lent alors des moyens propres à les détacher, à les
dissoudre, tels que les sels neutres dissolvants et
aussi les sels purgatifs, mais à dose telle qu'ils ne
produisent pas la purgation (Hufeland). Qui ne
voit que l'eau de la fontaine de Sainte-Anne remplit
toutes ces conditions ? Elle peut donc enrayer la
maladie. — Si l'on ne pouvait se dispenser de faire
prendre un vomitif, on pourrait immédiatement
après soumettre le malade à l'usage soutenu de
notre eau minérale, qui achèverait la guérison en
remplaçant les purgatifs que l'on emploie habi-
tuellement.

C'est contre les affections à marche lente ou
chronique du tube digestif qu'elle mérite surtout
d'être utilisée ; car, s'il faut aux grands maux de
grands remèdes, il faut de même aux souffrances
chroniques des remèdes qui agissent chronique-
ment, si on peut le dire, des remèdes qui modi-
fient lentement l'économie.

Avant d'embrasser ce point de vue de la question, nous devons prévenir le lecteur que la plupart

des maladies gastro-intestinales dont nous allons
nous occuper ne naissent pas seulement sous
l'influence de l'affection bilieuse Elles reconnais-
sent des causes diverses : c'est ainsi que la dyspepsie, la gastrite chronique, la diarrhée, etc.,
peuvent dépendre de l'insuffisance ou de l'excès
des aliments, de leur mauvaise qualité. Malgré
cette diversité d'origine, elles s'accommodent assez
bien des considérations thérapeutiques dans lesquelles nous allons entrer ; seulement on doit ici
tenir grand compte de la cause et la combattre
avant tout : *Sublatâ causâ tollitur effectus.*

Nous avons parlé jusqu'ici de l'inappétence et
de la longueur des digestions en tant que phénomènes initiaux, en tant que malaises précurseurs
de toutes les maladies de l'été ; cependant ces deux
phénomènes peuvent, par leur intensité ou leur
durée, constituer de véritables maladies que quelques nosographes, Alibert entre autres, ont décrites
à part sous le nom d'*anorexie* et de *dyspepsie.*

Quand on sait l'importance du rôle que joue
pour la conservation de l'individu la grande fonc-
tion de nutrition, on comprend toute la gravité
d'affections qui portent sur le premier et le plus
important des actes qui y concourent. Et, en effet,
l'anorexie ou le défaut absolu d'appétit, la dyspepsie ou la difficulté des digestions, ne sauraient
exister long-temps sans être la source de graves
dérangements dans l'économie humaine. L'atonie

qui en est la cause et l'effet, prédispose à une foule de maladies, aux affections nerveuses, à la chlorose, aux hémorrhagies passives, aux fièvres ataxiques et adynamiques, etc.

La cardialgie ou gastralgie est un état morbide très-voisin de la dyspepsie, ou plutôt ce sont souvent deux symptômes d'une même affection qui s'associent fréquemment et rendent plus pénible la position des sujets.

Pour compléter le tableau des souffrances qui ont leur siége dans le centre épigastrique, nous mentionnerons aussi le pyrosis, les aigreurs et le vomissement.

Tous ces états morbides, ou mieux tous ces symptômes d'une atonie des forces nerveuses de l'estomac, trouvent leur remède dans l'eau de la fontaine de Sainte-Anne, ainsi qu'il nous a été donné de l'observer plusieurs fois l'année dernière. C'est à ses propriétés légèrement stimulantes qu'il faut rapporter les bons effets qu'elle produit. En outre, nous devons tenir compte de l'action des alcalis dont l'analyse chimique démontre la présence. Les alcalis partagent avec la magnésie la propriété de corriger l'excès d'acidité du suc gastrique ; ils sont donc très-propres à pallier, sinon à guérir, le pyrosis et les aigreurs.

Dire que l'eau de Caux guérit ces diverses maladies en stimulant légèrement l'estomac, c'est énoncer les conditions qui l'indiquent, c'est faire

connaître les contre-indications qui la repoussent.
En d'autres termes, si un état de faiblesse est
favorable à son action curative, par contre une
irritation, surtout quand elle est prononcée, s'ac-
commoderait mal de son emploi. Il ne faudra donc
pas, en général, l'administrer contre les gastri-
tes chroniques. A ce sujet, nous recommanderons
aux praticiens de mettre tous leurs soins à porter
un diagnostic exact de cette dernière maladie.
Combien de fois, surtout sous le règne de la doc-
trine du Val-de-Grâce, n'a-t-elle pas été confondue
avec la gastralgie? Et pourtant le traitement de
ces deux maladies est fort différent, pour ne pas
dire opposé.

L'ictère se présente assez souvent vers la fin de
l'été; mais il n'est pas toujours le produit de la
constitution médicale bilieuse; il peut dépendre
aussi d'une émotion morale, ou d'un arrêt dans la
circulation du fluide biliaire par suite de la présence
de calculs dans les canaux hépatiques. Chacun de
ces cas se trouve très-bien de l'eau de la fontaine
de Sainte-Anne. La purgation qu'elle détermine,
et que l'on peut soutenir long-temps sans aucun
inconvénient, est éminemment propre à favoriser
la résorption des matériaux de la bile qui imprè-
gnent tous les tissus; en outre, les substances
alcalines qu'elle renferme parviennent quelquefois
à dissoudre les calculs biliaires, et à rétablir ainsi
le cours interrompu de la bile.

Puisqu'il est ici question de calculs, n'abandonnons pas ce sujet sans dire un mot de ceux des reins et de la vessie. Ce sont surtout ceux qui sont formés d'acide urique qui sont le plus susceptibles d'être attaqués par l'eau de Caux. Nous avons vu des coliques néphrétiques, de même aussi que des coliques hépatiques, céder assez rapidement à son usage. Toutefois, qu'on ne se fasse pas illusion, ce moyen n'est qu'un palliatif, et l'on peut en dire autant des eaux minérales les plus renommées. Elles ne s'adressent point à l'affection, mais seulement aux symptômes ; elles ne sauraient donc remporter une victoire complète.

L'eau de la fontaine de Sainte-Anne combat également avec avantage les obstructions, l'empâtement des viscères abdominaux, la cachexie qui survit aux accès de fièvres intermittentes. On doit la conseiller toutes les fois qu'il existe une atonie, une adynamie de tout le système, quelle qu'en soit, d'ailleurs, la cause. Ainsi, cet épuisement nerveux qui survient à la suite de l'abus des plaisirs de l'amour ou de l'onanisme, à la suite des excès de travail, etc., se trouve très-bien de l'usage de cette eau.

Nous mentionnerons surtout la faiblesse qui résulte des pertes abondantes d'humeurs, et surtout des pertes de sang, ou bien encore des privations et de la misère.

Quoique la quantité de fer qui se trouve dans la

fontaine de Sainte-Anne y soit en quantité très-minime, je dois dire cependant que j'en ai retiré de bons effets dans le traitement de l'anémie et de la chlorose. C'est que, dans ces maladies, le fer n'agit pas en allant remplacer mécaniquement celui qui manque, mais en impressionnant tout le système d'une manière dynamique et spéciale, et en le mettant dans les meilleures dispositions pour reconstituer l'humeur altérée; il n'est donc pas nécessaire que la dose qu'on en donne soit considérable.

La chlorose est une maladie fréquente chez la femme. A un degré peu avancé, elle n'est pas facile à reconnaître, et cependant elle produit des symptômes nerveux qui tourmentent beaucoup les malades. Ainsi, elles éprouvent des palpitations de cœur, des étouffements, de la difficulté à respirer, des migraines. L'hystérie et bien d'autres névroses viennent souvent augmenter le cortége de ces souffrances. Dans ces divers cas, l'usage de notre eau minérale produit des bienfaits incontestables, ainsi qu'il m'a été donné de le constater plusieurs fois.

J'ai vu aussi chez l'homme les phénomènes nerveux qui dépendent d'une faiblesse générale, ou de souffrances long-temps éprouvées, être heureusement modifiés par l'agent médicinal dont nous parlons. Moi-même, revenant l'an dernier de Lamalou pour un rhumatisme articulaire, j'avais mes nerfs très-agacés : j'éprouvai bientôt, par l'usage de ce moyen, une détente générale et presque subite, et je ne tardai pas à être débarrassé de cette maladie.

Telles sont les maladies principales contre lesquelles l'eau de la fontaine de Sainte-Anne puisse être dirigée. Ce sont, en général, des troubles chroniques du tube digestif; ce sont les maladies qui en dépendent et qui présentent un caractère d'atonie.

Le mode d'administration de cette eau est, d'ailleurs, variable comme les maladies. C'est au médecin qu'on doit en laisser la direction, de même que c'est à lui d'en peser les indications et les contre-indications.

FIN.

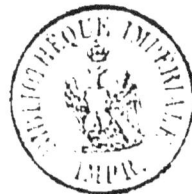